DU

STAPHYLOME OPAQUE

ET DE SON TRAITEMENT

PAR

Osman-Philippe DUQUESNAY,

Docteur en médecine de la Faculté de Paris.

PARIS

ADRIEN DELAHAYE, LIBRAIRE-ÉDITEUR

PLACE DE L'ÉCOLE-DE-MÉDECINE

1875

DU

STAPHYLOME OPAQUE

ET DE SON TRAITEMENT

PAR

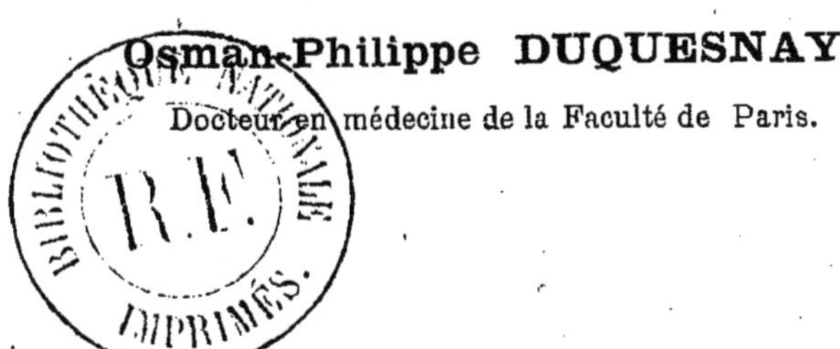

Osman-Philippe DUQUESNAY,

Docteur en médecine de la Faculté de Paris.

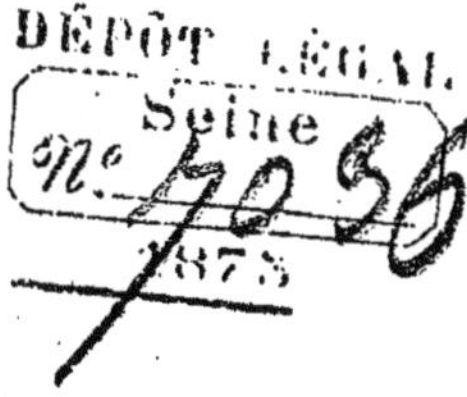

PARIS

ADRIEN DELAHAYE, LIBRAIRE-ÉDITEUR

PLACE DE L'ÉCOLE-DE-MÉDECINE

1875

DU

STAPHYLOME OPAQUE

ET DE SON TRAITEMENT

INTRODUCTION.

Le sujet du travail que nous présentons aujourd'hui à la haute appréciation de nos juges nous a été suggéré par la vue des guérisons vraiment étonnantes dont nous avons été témoin, depuis deux ans que nous suivons la consultation de notre excellent ami, le Dr Daumas. Qu'il nous soit permis de lui exprimer ici nos plus sincères remercîments, pour la bienveillance qu'il nous a toujours témoignée, et pour son empressement à mettre à notre disposition tous les renseignements qui nous ont été nécessaires.

Nous réclamons instamment l'indulgence de nos maîtres, de nos juges.

Nous avons fait tous nos efforts pour faire mieux, mais le temps nous a manqué pour cela.

Notre travail a été divisé en quatre parties. Dans la première partie, nous avons traité de l'examen microscopique des altérations subies par la cornée dans le staphylome opaque ; nous avons fait précéder cette description de l'anatomie normale de la cornée.

Dans la deuxième partie, nous avons traité des staphylômes opaques, de leur diagnostic différentiel, de leur pathogénie, de leur étiologie, de leur pronostic.

Nous avons été amené à donner notre opinion sur l'ablation de l'hémisphère antérieur du globe de l'œil, nous l'avons fait sans ambages, tant nous sommes convaincu de la nocuité de cette opération.

Dans la troisième partie, nous avons fait un rapide exposé des procédés de traitement employés jusqu'à ce jour.

Enfin dans la quatrième et dernière partie, nous avons décrit le traitement du Dr Daumas, par l'iridectomie, les piqûres et les pulvérisations d'eau chaude.

Nous possédons de nombreuses observations ; celles que nous publions suffiront, nous osons le croire, à la défense de la méthode.

Notre confiance est si grande, que, si par malheur nous n'arrivions pas à entraîner les convictions, il ne faudrait s'en prendre qu'à notre peu de mérite.

PREMIÈRE PARTIE.

On appelle staphylôme opaque de la cornée, l'ectasie, avec saillie, de la cornée et de l'iris.

La propulsion en avant de la cornée au-delà des limites de sa courbure naturelle, et sa transformation partielle en tissu cicatriciel avec enclavement de l'iris, sont les conditions essentielles de la maladie.

Et sans entrer plus avant dans l'étude de notre sujet, nous croyons utile, étant données les opinions diverses qui ont été émises sur le mécanisme de la production du staphylôme et sur l'anatomie pathologique des altérations subies par la cornée, de rappeler en quelques mots l'anatomie normale de cette membrane.

§ I.

ANATOMIE NORMALE DE LA CORNÉE.

Ce que nous allons dire est emprunté, en majeure partie, à l'ouvrage d'anatomie descriptive de M. le professeur Sappey.

La cornée transparente complète en avant l'enveloppe extérieure du globe de l'œil.

Son épaisseur n'est pas la même pour sa partie centrale et pour sa partie périphérique ; à son centre elle a $0^{mm}8$, et à sa périphérie 1 millimètre. Chez l'enfant, cependant, tous les points de la cornée offrent la même épaisseur ; tandis que chez le fœtus, elle est au contraire plus épaisse à son centre qu'à sa périphérie.

La face antérieure de la cornée est convexe ; son contour

présente la figure d'une ellipse dont le grand axe se dirige horizontalement de dedans en dehors.

La face postérieure est concave et son contour régulièrement circulaire. La circonférence de la cornée est taillée
en biseau aux dépens de la face antérieure.

Structure. — La cornée se compose de trois couches :
d'une couche moyenne épaisse et résistante, qui la constitue essentiellement ; 2° d'une couche superficielle, antérieure, réductible elle-même en deux lames secondaires,
l'une hyaline, l'autre épithéliale ; 3° d'une couche pro-
fonde, postérieure, réductible aussi en deux lames de même
nature. La couche moyenne, ou cornée proprement dite,
est de toutes la plus épaisse ; elle est de nature fibreuse.

Les fibres qui la composent diffèrent beaucoup par leur
diamètre ; il en est de très-petites, d'autres qui offrent une
épaisseur beaucoup plus grande. Toutes sont régulièrement
calibrées et limitées par des bords clairs.

Les fibres qui constituent la cornée forment donc une
trame réticulée, offrant toutes les apparences du tissu con-
jonctif.

Le mode d'union de ces fibres avec celles de la sclérotique est très-intime ; les unes et les autres semblent se
continuer.

Dans la trame réticulée de la cornée, on remarque un
grand nombre de cellules étoilées, unies entre elles par
leurs prolongements. Ainsi anastomosées, elles forment un
réseau délicat qui offre la plus grande analogie d'aspect
avec celui des faisceaux primitifs des tendons. Comme ces
derniers, elles communiquent très-probablement avec les
capillaires situés sur sa périphérie ; en sorte qu'elles les
suppléent, en distribuant les éléments de leur nutrition
aux parties environnantes. Les prolongements des cellules

étoilées représentent les cavités tubuliformes de Bowman. Ce sont, probablement, ces tubes cornéens que A. Quadri considère comme un système de vaisseaux lymphatiques à l'état rudimentaire. C'est précisément dans ces tubes, dit-il, que réside la lymphe plastique exsudée dans le cours de l'inflammation, et qui donne lieu au pannus, au néphélion, au nuage, et aux autres obscurcissements de la cornée.

Quant aux caractères chimiques du tissu de la cornée, nous signalerons ce fait, qu'il donne par la coction une chondrine caractéristique, facile à différencier des autres variétés, en ce qu'elle se redissout, selon M. His, dans un excès de tous les réactifs qui la précipitent. Sur la face antérieure de la couche moyenne, on remarque une lame homogène, hyaline (Reichert et Bowman); cette lame, extrêmement mince est de nature élastique. Elle adhère étroitement au tissu cornéen et se continue avec la sclérotique par sa circonférence.

L'épithelium de la cornée est formé, comme celui de la conjonctive, par le prolongement de la couche muqueuse de l'épiderme. Il se compose d'un assez grand nombre de plans régulièrement superposés. Les cellules, qui constituent ces plans, renferment un noyau entouré de granulations pigmentaires très-manifestes. Sous l'influence de l'inflammation, ces cellules se détachent ou se ramollissent; sur certains points, elles disparaissent partiellement ou complètement, la cornée prend alors son aspect poli. A la face postérieure de la cornée, s'applique aussi une lame homogène et hyaline : c'est la membrane de Desmours ou de Descemet; sur sa face concave, on observe de belles cellules hexagonales formant un seul plan et contenant chacune un gros noyau ; sa circonférence présente une double ou triple rangée circulaire de saillies, mamelonnées, d'i

Duquesnay.   2

négal volume. Au delà de ces saillies, la lame élastique
postérieure se transforme en fibres rayonnantes et diver-
gentes qui recouvrent le canal de Schlemm, et qui se réflé-
chissent ensuite, pour se terminer sur la partie antérieure
de la grande circonférence de l'iris. La cornée est dépour-
vue d'artères et de veines. « Quant aux vaisseaux lymphatiques, que les histologistes allemands persistent à ad-
mettre, je me vois contraint de répéter qu'on n'en rencontre aucun vestige. » (Sappey.)

La cornée, qui ne présente ni artères, ni veines, ni vaisseaux lymphatiques, reçoit un très-grand nombre de tubes
nerveux. Ceux-ci proviennent du plexus, que forment les
nerfs ciliaires sur le pourtour de l'extrémité antérieure de
la choroïde. De ce plexus partent vingt ou vingt-cinq
filets, qui convergent vers la cornée. Privée des éléments
ordinaires de l'organisation, composée seulement de fibres
transparentes et de cellules étoilées, la cornée doit être
considérée comme un tissu sans analogue, doué d'un
mode de vitalité qui lui est propre ; en conséquence, ses
altérations présentent une physionomie particulière.

§ 2.

ANATOMIE PATHOLOGIQUE.

En regard de l'anatomie normale de la cornée, nous
mettons immédiatement la description des altérations
consécutives aux inflammations de cette membrane, qui
aboutissent à la production du staphylôme opaque.

Purser. Annales d'oculistique, 1867, t. 57. — « L'épithelium est considérablement épaissi et manifestement
formé de deux couches ; l'une extérieure, de laquelle
les noyaux de cellules ont disparu et qui se laisse

facilement séparer de l'autre couche interne, qui est composée de cellules à noyaux bien formés. La ligne de jonction entre l'épithelium et la cornée proprement dite est
très-irrégulière. La cornée envoie çà et là de petits prolongements papillaires, qui s'enfoncent dans la couche
épithéliale ; ailleurs c'est l'épithelium qui semble plonger
dans la cornée. Ces élévations et dépressions sont du reste
fort irrégulières dans leur forme et leur dimension.

Nulle part, on n'aperçoit la lame élastique antérieure. Les
cellules de la cornée sont fort altérées ; près de la surface,
elles sont comparativement petites et irrégulièrement dis-
posées, de manière qu'en cet endroit, l'aspect lamineux de
la cornée a disparu ; plus profondément, elles augmentent
en grosseur, et en quelques endroits elles affectent la disposition d'un tissu fibreux en voie de développement, la
modification portant sur la prolifération des noyaux qui
prennent un aspect fusiforme et se convertissent finalement
en fibres. Les cellules communiquent entre elles par des
ramifications. La substance inter-cellulaire est transparente et homogène et ne montre aucune tendance à se former en tissu fibreux.

Sichel (Annales d'oculistique, 1847, t. 18) donne une
description absolument analogue : « A la face externe, la
membrane épithéliale, épaisse, est caractérisée par des
cellules d'épithelium en forme de pavés (Strass-épithe-
lium), superposées en plusieurs couches, analogues à l'é-
pithelium de la cornée, mais évidemment de nouvelle
formation, attendu que l'épithelium normal, beaucoup
plus mince, est toujours détruit lors de l'ulcération. Puis
vient la couche fausse membraneuse. Cette couche, la plus
épaisse du staphylôme, offre en partie le caractère d'une
matière amorphe, en partie celui de véritables fibres de
tissu cellulaire condensé. Dans la partie amorphe, on n'y

trouve ni cellules, ni noyaux de cellules, pas même après l'emploi de l'acide acétique.

Dans l'autre partie, la matière exsudative se trouve déjà transformée en fibres de tissu cellulaire. L'acide acétique n'attaque point ces fibres, il y fait seulement paraître des noyaux de cellules très-distincts. Dans les parties les plus denses de cette couche, ces fibres sont plus nombreuses ; elles forment une véritable fausse membrane, formée de couches multiples et serrées du tissu cellulaire.

Dans sa partie centrale, cette couche est quelquefois plus épaisse, plus dure, plus fibreuse ; elle correspond à la plus grande profondeur de l'ulcération primitive.

Dans ce dépôt pseudo-membraneux, on voit çà et là des fibres propres de la cornée non altérées, d'autant plus nombreuses que cette membrane est détruite dans une moins grande étendue. Elles ont toujours le caractère des fibres cornéennes normales ; elles sont séparées tantôt par des masses exsudatives amorphes, tantôt par de la substance exsudative organisée, ce qui fait varier la résistance du tissu staphylomateux. C'est donc dans la superposition et de l'entrecroisement de ces diversés parties, d'origine et de consistance différentes, que résultent la densité inégale et l'inégal aspect de la couche fausse membraneuse.

Dans la couche épithéliale, on trouve des vaisseaux qui se continuent avec ceux de la conjonctive ; on en trouve aussi dans la couche fausse-membraneuse, ils y occupent la partie la plus dense, celle dont l'organisation est la plus complète. Nul doute que ces vaisseaux soient de nouvelle formation ; aussi sont-ils plus fins que ceux de la couche épithéliale, et ne paraissent-ils pas manifestement être en continuité avec les vaisseaux superficiels.

Quant à la membrane de l'humeur aqueuse, on n'en

trouve pas de trace ailleurs que sur les portions encore normales de cornée qui entourent ou traversent les staphylômes non complets. C'est elle probablement qui est remplacée par les fossettes et vacuoles, là où elles ne sont pas recouvertes par l'uvée. (Sichel.)

Iris. — A l'état normal, cette membrane se compose de trois couches: une première intermédiaire est composée de fibres regardées comme musculaires, dirigées en différents sens, et dans lesquelles se ramifient les vaisseaux iridiens. Cette couche est recouverte à ses deux surfaces de deux autres formées de pigmentum. A la face antérieure, la couche pigmentaire est très-mince et pâle ; à la face postérieure, la couche est épaisse et foncée, et a été appelée uvée.

Dans le staphylôme de la cornée, la couche des fibres dite musculaire disparait entièrement, ou du moins jusqu'ici on n'en a pu découvrir aucune trace.

Il ne reste donc plus de l'iris, que des portions de pigmentum de l'uvée dont les globules ont un caractère spécial ; elles forment des plaques membraneuses plus ou moins étendues, adhérentes à la partie saine ou malade de la face postérieure de la cornée. Cependant là où la cornée est saine, on trouve quelque fois des portions d'iris normal, qui peuvent être détachées ; là, au contraire, où la cornée est altérée, il est presque impossible de détacher les débris iridiens.

Ce pigmentum est attaché à la face postérieure de la pseudo-cornée par l'intermédiaire d'un tissu cellullaire très-fin, court et serré. La couche pigmentaire peut être interrompue çà et là, et la face postérieure du staphylôme est mise à nu par la résorption complète de la matière colorante.

La couche fausse membraneuse, outre les caractères

microscopiques qui la distinguent des cicatrices de la cornée, est plus mollasse, moins dense, moins ferme que le tissu inodulaire; elle est plutôt lardacée et comme raréfiée, et quelquefois spongieuse. Le tissu des cicatrices cornéennes, au contraire, est dur, criant sous le scapel, dense; en outre, il est lisse et sans vacuoles à sa surface postérieure. Il est également d'une couleur plus blanche à sa face externe, tandis que les staphylômes sont d'un blanc bleuâtre ou grisâtre. Les dernières lamelles externes de la partie fausse membraneuse du staphylôme sont les seules qui se transforment en épithelium ou s'en recouvrent.— La troisième couche, la couche interne, formée par les débris de l'iris, est la seule qui, au lieu de s'épaissir, s'amincit en proportion de sa durée; elle peut même disparaître entièrement par absorption. (Sichel.)

M. Purser insiste sur ce qui concerne la ligne irrégulière de jonction entre la cornée et l'épithelium; on ne trouve que peu de détails dans les auteurs. M. Bowman (Lectures on the parts, etc., p. 39) a donné le dessin d'une opacité cornéenne prise sur un œil de bœuf et où l'on trouve une disposition analogue. Une disposition semblable des cellules de la cornée est représentée aussi dans l'atlas du Pathologischen Histologie des Auges (pl. 1. fig. 6.) de Wedl. Ne serait-ce pas cette même disposition que décrit Szokalski? « La couche épidermique est très-épaissse; au début du staphylôme, cette couche est égale partout; mais à mesure que la transformation est plus ancienne, l'épaisseur de cette couche augmente vers le milieu, si bien qu'on y voit une inflexion en dedans, [formant une espèce de noyau (voir p. 12). La deuxième couche est composée de la substance propre de la cornée, conservant plus ou moins son apparence normale. *L'épaisseur de cette couche est en proportion inverse de la couche épi-*

dermique, elle diminue vers le milieu à mesure que la première y augmente. Dans les staphylômes anciens, elle manque tout à fait en cet endroit, où elle forme une ouverture pour le passage du noyau, qui se presse d'avant en arrière.

Il est évident qu'une coupe faite horizontalement dans ce tissu, présenterait la disposition signalée par Purser.

DEUXIÈME PARTIE.

Des différentes espèces de staphylômes opaques.

Il existe deux espèces de staphylômes opaques : le staphylôme opaque sphérique, total ou partiel, et le staphylôme opaque conique.

Leur distinction ne se fonde pas seulement sur leur forme extérieure ; elle repose aussi sur leur étiologie, leur pathogénie, leur pronostic et leur traitement.

§ I.

DIAGNOSTIC DIFFERENTIEL.

Staphylôme sphérique. — Dans le staphylôme opaque sphérique, la partie proéminente du staphylôme comprend toute la cornée, sans intéresser la sclérotique, qui ne prend aucune part à l'altération. On voit seulement quelques vaisseaux qui la parcourent et vont se rendre dans le staphylôme dont ils sont les vaisseaux nourriciers.

Cette altération a essentiellement son siége dans la cornée, elle comprend aussi l'iris ; elle n'affecte que l'hémisphère antérieur du globe ; les métamorphoses de la cornée et de l'iris sont nécessairement et essentiellement liées avec

elle.— Les changements pathologiques de la cornée con-
sistent dans un obscurcissement général, une extension
sans amincissement, plutôt avec épaississement visible,
un changement complet de tissu, auxquels se joignent la
perte de la disposition lamellaire, une dégénérescence
fibreuse ; de plus, l'hypertrophie ne manque jamais. L'iris,
au contraire, est dans un état d'atrophie avec amincissement de son tissu qui, à certains endroits, est transparent,
parfois même perforé. Ces deux membranes ont ordinairement contracté des adhérences dans leur pourtour, et une
synéchie antérieure accompagne inévitablement le développement du staphylôme.

La chambre antérieure n'existe plus ; l'intervalle qui
sépare la membrane staphylomateuse et la paroi capsulaire antérieure est augmenté considérablement, rempli
d'un liquide aqueux, quelquefois sanguinolent, qui sur-
passe en quantité l'humeur aqueuse, dans le rapport de
l'agrandissement qu'éprouve la chambre postérieure par
le développement et la proéminence du staphylôme.

« Le développement du staphylôme ne dépend pas d'un
simple accroissement, d'une simple expansion mécanique
de la cornée dont les diamètres naturels sont exagérés ;
c'est un changement de forme qui lui est essentiel. Il ne
perd jamais sa sphéricité ; il s'affaisse par l'évacuation artificielle ou accidentelle de l'humeur acqueuse ; mais pour
reprendre sa forme sphérique, dès que la plaie, par
laquelle le liquide s'est écoulé, est fermée. » (Dr Ph. Fr. Von
Valther, Mémoire sur le staphylôme.)

L'observation prouve que l'ouverture de la cornée ne se
fait jamais spontanément ; c'est toujours à la suite de causes accidentelles, telles que coups, chutes, contusions, etc.,
que la déchirure a lieu.

En effet, la rupture spontanée n'en est guère possible,

puisque son tissu est épaissi, au lieu d'être aminci, comme le supposent certains auteurs.

Causes du staphylôme sphérique :

Le staphylôme sphérique dépend d'une ophthalmie

1° Qui s'est bornée à l'hémisphère antérieur du globe. Les phlogoses qui attaquent l'hémisphère postérieur ou les parties centrales déterminent d'autres altérations dont les suites sont en partie plus graves que celles du staphylôme ;

2° Qui a attaqué en même temps la cornée et l'iris, et a déterminé un changement de texture et de structure de ces membranes sans les détruire ;

3° Qui a amené l'adhérence de ces deux membranes dans toute leur circonférence.

Du staphylôme opaque et conique de la cornée. — Ce qui distingue le staphylôme conique du staphylôme sphérique, c'est que, dans le premier, les membranes de l'hémisphère postérieur sont toujours affectées. — Dans le staphylôme conique, il existe toujours un état amaurotique qui ne se rencontre jamais dans le sphérique.

Voici les changements morbides qu'éprouve le premier à l'exclusion du second :

1° L'extension et la proéminence du staphylôme dépassent les bords de la cornée et se continuent dans la sclérotique, qui est portée en avant dans une certaine étendue et sous forme d'anneau ; la ligne de démarcation entre la cornée et la sclérotique a disparu et n'est plus reconnaissable.

2° La forme conique du staphylôme dépend essentiellement de la participation de la sclérotique à l'altération.

3° Il y a synéchie postérieure, indépendamment de la synéchie antérieure ; l'iris a contracté des adhérences, d'un côté avec la cornée, et de l'autre avec la capsule anté-

rieure du cristallin ; il n'y a donc plus ni chambre antérieure, ni chambre postérieure.

4° L'humeur aqueuse a disparu et a été remplacée par
le corps vitré devenu opaque et d'une couleur rougeâtre,
et dont le volume est augmenté.

5° On rencontre toujours une cirsophthalmie avec dila-
tation générale des vaisseaux de l'œil, des veines internes
ou externes ; ce qui n'a jamais lieu dans le staphylôme
sphérique.

6o Le globe oculaire est dur et très-tendu ; la choroïde, le
corps ciliaire et la rétine elle-même éprouvent les mêmes
altérations que dans l'amaurose.

Ces deux espèces de staphylôme présentent des métamorphoses morbides différentes: dans le sphérique, l'altération se borne à la cornée et à l'iris; dans le conique,
l'altération s'étend à toutes les parties du bulbe, l'hémisphère postérieur et les parties centrales en sont le point de
départ.

Le staphylôme sphérique est produit par une kérato-
iritis exsudative, adhésive, phlegmoneuse, comme cela se
voit dans les différentes ophthalmo-blennorrhées des nouveau-nés, des varioleux, des individus atteints d'ophthalmie gonorrhéïque ou d'ophthalmie d'Egypte. Ces ophthalmies ne produisent jamais le staphylôme général, opaque
et conique de la cornée. Ce dernier se rencontre de préférence à la suite ou pendant le cours d'une ophthalmie ar-
thritique, spécifique, et dans la kérato-iritis diffuse, etc.;
en un mot dans les ophthalmies dont le siége et le foyer se
trouvent dans l'hémisphère postérieur du globe de l'œil. Le
premier se remarque le plus souvent chez les enfants, le
second chez les personnes âgées.

§ II.

PATHOGÉNIE. ÉTIOLOGIE. MÉCANISME.

Staphylôme sphérique total ou partiel. — Le staphylôme partiel consiste dans la soudure d'une plus ou moins grande partie de l'iris, avec la cornée accompagnée d'une saillie plus ou moins étendue de cette dernière membrane, et d'une disparition partielle de la pupille qui se trouve tiraillée vers la partie opaque de la cornée. Ce qui le distingue surtout du staphylôme général, c'est, à part l'élévation souvent moins grande de la tumeur, la conservation d'une partie de la cornée, au-dessous de laquelle on aperçoit une portion de l'iris demeurée également saine.

Dans le staphylôme total, la distension se fait quelquefois d'une manière irrégulière, soit que l'iris ait contracté des adhérences avec la surface de la cristalloïde, qui le retiennent par places, soit que le tissu cicatriciel qui recouvre l'iris ne cède pas partout avec la même facilité à la pression de l'humeur aqueuse; en ce cas, le staphylôme paraît bosselé et a reçu le nom de staphylôme en grappe (staphylôma racemosum).

Sa couleur est d'un blanc bleuâtre ou d'un gris sale, sur lequel se dessinent les lignes rouges des vaisseaux, qui parcourent la déformation; la perte de transparence de la cornée est complète.

Le volume de l'œil est augmenté; en dehors de la saillie staphylômateuse, la sclérotique a subi une distension générale; sa couleur bleuâtre et presque transparente est une preuve non douteuse de l'amincissement de cette membrane fibreuse.

Par une coupe suivant le méridien antéro-postérieur, on reconnaît que la chambre antérieure n'existe plus

Elle a disparu par le fait de la propulsion de l'iris en avant, et de son accolement à la cornée. L'iris n'est plus un diaphragme vertical et l'espace qui le sépare du cristallin est considérablement accru. Cette cavité ou la chambre postérieure est remplie par de l'humeur aqueuse, en plus forte proportion qu'à l'état normal.

Si l'on dissèque un staphylôme sphérique, on trouve que la membrane qui sert de limite antérieure, non seulement est plus opaque, mais en même temps plus épaisse et parcourue par des vaisseaux sanguins évidents.

Les causes formatives de ce staphylôme sont les ulcérations de la cornée, particulièrement celles qui frappent les sujets scrofuleux ou qui accompagnent si souvent l'ophthalmie purulente des nouveau-nés.

Dans ces deux cas, et dans les ophthalmies blennorrhagiques, la cornée, ramollie dans une étendue plus ou moins large, se rompt sous l'effort de la pression produite par l'humeur aqueuse, augmentée par la contraction des muscles de l'œil. L'humeur aqueuse s'échappe, la cornée s'affaisse et l'iris vient se présenter entre les lèvres de la nouvelle solution de continuité. Si la perforation est étroite, une portion très-minime de l'iris se trouve enclavée ; elle pourra plus tard reprendre sa place : au contraire, si la plaie est plus large, une plus grande étendue du diaphragme iridien s'engage dans le trajet, et y reste fixée. Bientôt quelques adhérences et le commencement du travail de cicatrisation unissent étroitement les deux membranes au niveau de la perforation. Dès ce moment la déformation peut se produire, et elle va se faire d'une manière lente pendant la cicatrisation de la cornée, et aussi beaucoup plus tard, après que toute trace d'ulcération a disparu ; elle résulte de l'accumulation de l'humeur aqueuse en arrière de l'iris, dans la chambre postérieure, d'où augmentation de pression. Cette augmentation de pression provient le plus souvent du tiraillement de l'iris enclavé dans la plaie, d'une irritation des nerfs ciliaires et d'une hypersécrétion qui se fait alors à la surface de cette membrane.

Une preuve que l'augmentation de la pression intra-oculaire est une condition nécessaire à la formation du staphylôme, c'est l'affaiblissement *très-sensible* de la vue qui survient pendant le développement d'une ectasie par-tielle de la cornée. Quand on soumet à l'examen oph-thalmoscopique un œil atteint d'un staphylôme en voie de formation, ou peu de temps après que celui-ci s'est développé, on constate souventqu'il s'est formé une ex-cavation de la papille du nerf optique.

. Mais on ne saurait comprendre cette propulsion en avant, quel que soit d'ailleurs le temps qu'elle mette à s'ac-complir, sans une condition anatomique nouvelle, le ra-mollissement de la cornée. Ce ramollissementest le résultat de la kératite antérieure, et son étendue, ainsi que le plus ou moins de largeur de l'ulcération, nous expliquent la formation d'un staphylôme sphérique total dans un cas, partiel dans l'autre.

Est-il limité aux parties voisines de la perforation, la déformation sera partielle et bien circonscrite par le tissu sain ; au contraire, s'il existe de larges destructions avec altération de la consistance de toute la membrane, le staphylôme sera total, lobulé, suivant que tel point de la cornée aura résisté à la distension mieux que tel autre. Le staphylôme partiel devient le plus souvent général, si l'on n'y porte remède.

Tous les auteurs n'ont pas compris ainsi la formation du staphylôme.

Pour Warthon Jones, Mackenzie, Bowman, Roses (de Maubry), c'est un tissu cicatriciel de nouvelle formation qui le constitue essentiellement. Il y aurait pour point de départ une perforation étendue de la cornée, l'iris viendrait s'y présenter, et sur cette membrane se déposerait de la lymphe plastique, qui s'organiserait peu à peu et céderait à la distension tant qu'elle n'aurait pas acquis une assez grande solidité ; de telle sorte que l'iris ne saurait être en rapport avec la cornée qui n'existe plus. Il est recouvert par une membrane nouvelle, que Warthon Jones désigne sous le nom de pseudo-cornée.

Par le microscope, on a vu combien cette opinion est par trop exclusive, et il est facile de retrouver dans la couche antérieure du staphylôme du tissu cornéen. (Voir p. 10, anatomie pathologique).

§ III.

Du staphaylôme conique. — Outre la forme conique qui lui est propre, la tumeur présente comme caractère essentiel la participation de la sclérotique à l'altération. Les bords de la cornée se continuent, sans ligne de démarcation dans la sclérotique qui est soulevée sous forme d'anneau.

Si l'on dissèque un staphylôme conique, on trouve l'iris et la cornée confondus ; mais, derrière ces membranes, il n'y a pas d'espace qui rappelle les chambres de l'œil ; il n'y a plus d'humeur aqueuse, celle-ci est remplacée par le corps vitré devenu opaque, de couleur rougeâtre, et dont le volume est augmenté. Le cristallin est appliqué sur la partie postérieure du staphylôme, directement, ou par l'intermédiaire de fausses membranes plus ou moins solides.

Par suite de ces dispositions et surtout de l'absence du liquide intérieur, la tumeur n'arrive jamais à un volume aussi considérable que celui du staphylôme sphérique.

Le staphylôme conique se forme à la suite des ophthalmies profondes compliquées de kératite, dans lesquelles les chambres de l'œil sont promptement remplies de matière platisque, et par suite deviennent impropres à la reproduction de l'humeur aqueuse.

C'est ce qui a lieu dans les ophthalmies arthtritiques, spécifiques, et dans la kérato-iritis diffuse.

Son mode de formation. — Sichel l'explique par un ramollissement limité à la région centrale de la cornée, qui seule peut alors subir la distension.

Sanson invoque le mécanisme suivant :

A la suite d'une ophthalmie interne, d'une iritis, par exemple, à l'adhérence de la totalité de la face antérieure de l'iris à la cornée, se joint celle de la face postérieure de cette membrane ou de l'uvée à la capsule du cristallin ; alors, les deux chambres sont effacées et la sécrétion de l'humeur aqueuse détruite; le cristallin poussé par l'action simultanée des muscles de l'œil, se porte en avant; la pression qu'il exerce se fait surtout sentir au niveau du centre de la cornée, et le staphylôme prend une forme conique.

Ces explications ne nous satisfont pas ; nous ne comprenons pas la formation du staphylôme sans l'augmentation de la pression intra-oculaire, d'une part, et le ramollissement de le cornée, d'autre part.

Nous allons essayer d'en donner une explication. Le staphylôme conique résulte, avons-nous dit, d'ophthalmies profondes, compliquées de kératite ; des exsudations plastiques se forment, qui relient l'iris, d'une part, avec la cristalloïde antérieure, d'autre part, avec la cornée qui, elle aussi, participe à l'inflammation. Ces adhérences peuvent être plus ou moins étendues; très-souvent elles affectent une forme annulaire (synéchie annulaire) (1), comprenant toute la grande circonférence de l'iris; peu à peu, elles augmentent d'étendue par le progrès de l'inflammation, la chambre antérieure s'efface, l'humeur aqueuse est résorbée et ne peut plus se reproduire; les synéchies antérieure et postérieure finissent par devenir totales. L'altération ne s'est pas bornée là; le corps vitré aussi a participé à l'inflammation, son volume a augmenté considérablement, il est devenu opaque et de couleur rougeâtre, la pression intra-oculaire a augmenté en proportion; mais, par suite de la kératite, la cornée est ramollie et ne peut plus résister à la pression intérieure, augmentée par la contraction des muscles de l'œil; le staphylôme se produit.

Dans la formation du staphylôme conique, la perforation de la cornée et l'enclavement de l'iris ne sont pas nécessaires.

On n'observe pas non plus cette dégénérescence fibreuse de la cornée que l'on a signalée dans le staphylôme sphérique. (Malgré nos recherches, nous n'avons rien pu trouver sur l'examen microscopique des altérations que subit la cornée dans cette maladie.)

Nous pensons qu'il ne doit pas exister de tissu cicatriciel. Au lieu d'être épaissie, comme dans le staphylôme sphérique, la cornée ici est amincie, et des ruptures spontanées s'observent quelquefois, ce qui n'a jamais lieu dans le staphylôme sphérique.

(1) Dans l'iritis plastique il se forme au voisinage de la grande circonférence de l'iris des dépôts partiels ou totaux qui marchent de dehors en dedans, d'arrière en avant, et gagnent ainsi la cornée et le rebord pupillaire, ils s'organisent, se vascularisent et forment ainsi des synéchies antérieures sans perforation. Von Graefe, Die Bildung von anterioren synechien ohne Perforation. Arch. für Ophthalmol., 1854.

§ III.

Le volume du staphylôme opaque est variable, quelquefois il dépasse seulement un peu le niveau habituel de la cornée; dans d'autres cas, il s'avance assez pour ne plus être recouvert par les paupières. Mauchard rapporte un cas dans lequel la tumeur avait le volume du poing.

Le degré d'opacité est aussi variable, elle peut être plus prononcée en quelques points; de là des nuances différentes que présente la tumeur dans ses divers points.

Le staphylôme sphérique, qnand il est partiel et peu volumineux, peut rester stationnaire, pendant un temps quelquefois très-long, sans occasionner d'accidents graves; mais, quand il est général, il ne tarde pas à prendre un volume énorme, il cause une vive gêne et de vives douleurs.

Les paupières en se rapprochant le froissent, et par suite s'enflamment; l'irritation, bornée d'abord à la conjonctive palpébrale, s'étend à la conjonctive oculaire; de là tous les inconvénients de l'ophthalmie. D'autres fois, c'est à la surface même du staphylôme que l'inflammation existe; des ulcérations, des vaisseaux s'y forment et entretiennent une irritation chronique qui prend, à certains moments, un caractère d'acuité.

La vision est abolie; cependant dans le staphylôme partiel, si l'opacité n'allait pas jusqu'au centre de la cornée et que la pupille fût libre, cette fonction pourrait subsister au moins en partie.

Diagnostic. — Le diagnostic du staphylôme opaque ne présente aucune difficulté. Nous nous sommes suffisamment expliqué sur le diagnostic des différentes espèces de staphylômes opaques; c'est le seul point qui soit intéressant.

Duquesnay.   3

Pronostic. — Le pronostic du staphylôme sphérique partiel est absolument favorable. Et, pour nous, le staphylôme est partiel, toutes les fois que la cornée présente un point transparent, un point, si petit qu'il soit, qui n'ait pas contracté d'adhérences solides avec l'iris. Nous reviendrons sur ce sujet, en traitant des indications du traitement.

Le staphylôme opaque sphérique absolu et le conique entraînent la perte de l'organe ; car l'énucléation de l'œil est le seul traitement qui leur soit applicable.

TROISIÈME PARTIE.

TRAITÈMENT.

Le traitement du staphylôme opaque varie selon son degré de gravité.

Il est prophylactique ou radical.

§ I.

TRAITEMENT PROPHYLACTIQUE.

Il est hors de doute que c'est à l'inflammation, souvent très-lente de la cornée, qu'est due la formation du staphylôme ; il faut donc s'efforcer de la faire disparaître (contrairement aux conseils de Beer et Chelius, qui cherchent à l'augmenter).

S'il s'agit d'une kératite primitive, on devra recourir à une médication antiphlogistique, pendant la période inflammatoire, prescrire des collyres légèrement astringents, et dans les cas où la cornée semble plus proéminente, on devra recourir à une compression ménagée, méthodiquement pratiquée.

S'il s'agit d'une ulcération de la cornée qui menace de devenir perforante, on devra, pour prévenir la procidence de l'iris, prescrire l'emploi des mydriatiques ; en même temps, on aura recours aux topiques astringents, pour enrayer le ramollissement de la cornée. On ne devra pas oublier qu'il est important, aussitôt que la mydriase aura été obtenue, d'éloigner ou de cesser les instillations, qui auraient pour effet d'augmenter le ramollissement cornéen, si elles étaient poussées trop loin.

De cette manière, en s'opposant à l'enclavement de l'iris, on évitera autant que possible la formation du staphylome partiel, qui trop souvent conduit au staphylome général.

Si, malgré tous les efforts tentés pour la prévenir, la hernie de l'iris survient, après avoir inutilement essayé de la réduire (instillations d'atropine ou de belladone ; cautérisations multiples, avec un crayon de nitrate d'argent, de la conjonctive bulbaire, tout près de la cornée, etc.), on se hâtera de l'aplatir sur la cornée, au moyen de la cautérisation avec le nitrate d'argent et de la compression.

§ II.

TRAITEMENT RADICAL.

Nous allons rapidement exposer les divers moyens employés, jusqu'à ce jour, pour le traitement radical des staphylômes opaques.

Ligature. — Celse et Aétius faisaient la ligature du staphylôme en le traversant à sa base avec des aiguilles. Cette méthode, remise en honneur par Borelli de Turin), se pratique de la façon suivante :

Cet opérateur traverse la base du staphylôme avec deux

aiguilles, dont l'une est dirigée de la tempe vers le nez, l'autre perpendiculairement à la première de haut en bas. Il entoure alors toute la base du staphylôme, au-dessous des aiguilles, d'une ligature qu'il noue après l'avoir fortément serrée. A la fin du troisième jour, staphylôme, aiguilles et ligature sont généralement détachés, et au bout d'une semaine la plaie est complètemeut cicatrisée.

Excision. — L'excision comprend un grand nombre de procédés. Celui que nous décrivons ici est dû à *Critchett*.

On traverse la base du staphylôme avec des aiguilles à suture, ayant une courbure semi-circulaire, et munies d'un fil de soie. Ces aiguilles, au nombre de quatre ou cinq, selon l'étendue de l'ectasie, doivent être placées à égale distance et traverser l'œil de haut en bas. Les aiguilles mises en place, de façon que leurs deux extrémités traversent la sclérotique à distance égale des bords du staphylôme, et en avant des insertions musculaires, on procède à l'excision du staphylôme. Après une petite incision horizontale, dirigée de l'insertion tendineuse du muscle droit externe vers le nez, on excise avec des petits ciseaux à pointes mousses deux lambeaux semi-elliptiques, en restant toujours à deux millimètres de distance des points où les aiguilles pénètrent. L'excision du staphylôme ainsi pratiquée, on retire les aiguilles, et l'on noue soigneusement les fils, de manière à rapprocher, aussi complètement que possible, les bords de la plaie scléroticale. Si les points de suture ne s'éliminent pas spontanément, on peut les retirer aussitôt la cicatrisation faite, généralement après quelques semaines.

Le procédé de Critchett présente un léger inconvénient : la suture, en effet, laisse aux angles du moignon deux saillies souvent prononcées, qui peuvent gêner les mouvements des paupières. Aussi Knapp a-t-il proposé de recouvrir le moignon avec la conjonctive préalablement disséquée avant l'excision du segment antérieur de l'œil.

Pour fixer la tumeur pendant les manœuvres nécessaires à l'ablation, on se sert, soit d'un crochet érigne, soit d'un tenaculum dont la pointe est armée d'une petite lance.

Desmarres passe par le milieu du staphylôme une aiguille courbe et tranchante enfilée de soie ; il retire l'aiguille et retient avec la main les bouts du fil. Son but n'est pas seulement de se rendre maître de la tumeur, mais surtout de produire un écoulement lent de l'humeur aqueuse, et par suite, prévenir une hémorrhagie intra-oculaire.

Au lieu d'enlever toute la tumeur, Celse, et plus tard Scarpa, conseillent d'enlever une petite partie lenticulaire (5 à 10 millimètres) du sommet du staphylôme.

Beaucoup d'auteurs, parmi lesquels Richerand et Langebeck les ont imités. Caron du Villars vante ce procédé, et veut que l'on excise un lambeau, de la grosseur d'une graine de melon, pris suivant l'axe vertical de l'œil.

Wolhouse comprenait la sclérotique dans la section, mais la plupart des auteurs sont d'accord pour condamner cette pratique.

Arcoleo (de Palerme) pratique l'amputation de l'hémisphère antérieur de l'œil, au moyen d'une amygdalotome modifiée de cette façon que la broche-érigne double est remplacée par une lame fine et pointue, permettant de traverser de part en part le sommet du staphylôme.

Abrasion. — Cette manœuvre était exécutée par les oculistes ambulants du temps de Saint-Yves, qui en parle pour la critiquer et la rejeter. Desmours cite également plusieurs observations dans lesquelles on enleva en sa présence quelques lames de la cornée devenue opaque, et on scarifia les autres avec la pointe d'un bistouri étroit.

Ces tentatives n'eurent pas de succès. Cette opération, blamée de nouveau par Scarpa et par Wenzel, qui lui reprochaient d'exposer au retour de l'inflammation et de procurer une cicatrice aussi opaque que la tache primitive, était de nos jours tombée dans l'oubli, lorsqu'elle fut remise en honneur, en Allemagne, par Rosas (1833), en Angleterre, par Gulz (1842), et en France, par Malgaigne (*Journal de chirurgie*, t. II, p. 99).

Elle consiste à enlever des lamelles de la cornée opaque. On a en outre recommandé la cautérisation, la compression méthodique, le séton, les astringents, etc.

Wolhouse employait la compression faite au moyen d'un godet de corne ou de métal, ayant la forme de l'œil, et qu'on maintenait au moyen d'emplâtres et de bandages. Richter, Wardrop, Baudens, ont conseillé la ponction répétée ou de nombreuses petites incisions.

Enucléation. — Pour le traitement du staphylôme opaque sphérique absolu et du staphylôme conique, la seule opération praticable est l'énucléation, à l'exclusion de toutes les autres. Nous appuierons cette opinion de preuves irrécusables.

Procédé de Bonnet. — Le malade étant couché et les paupières suffisamment écartées au moyen du blépharostat, on saisit un pli de la conjonctive près de la cornée, au-dessus de l'insertion du muscle droit interne, on l'incise avec des ciseaux courbes, et en glissant la pointe des ciseaux sous la conjonctive, on débride largement le tissu cellulaire sous-jacent.

Puis on introduit un crochet à strabisme sous l'insertion musculaire, et l'on coupe le tendon à une petite distance de la sclérotique ; cela fait, on continue la section de la conjonctive, toujours près de la cornée, jusqu'au plus prochain muscle droit que l'on détaché également au ras de la sclérotique, et ainsi de suite jusqu'à ce que les quatre muscles droits soient coupés.

On saisit alors le globe oculaire à l'aide de pinces assez fortes, que l'on applique à la sclérotique près de l'extrémité tendineuse du muscle droit interne, ménagée dans ce but, et tout en tirant autant que possible l'œil en dehors et en avant, on glisse avec les ciseaux fermés le long du globe oculaire, jusqu'auprès du nerf optique, que l'on coupe par un coup de ciseaux.

Celui-ci coupé, il est très-facile de luxer le globe de l'œil et de le détacher complètement des muscles obliques.

L'hémorrhagie consécutive est insignifiante, et le pansement se fait au moyen du bandeau compressif. Au bout de quelques jours, la cicatrisation est généralement terminée.

Dans le but de modérer l'hémorrhagie, et aussi d'empêcher la production des bourgeons charnus, le Dr Daumas, par qui nous avons vu plusieurs fois pratiquer cette opération, réunit la conjonctive par quelques points de suture.

Cette pratique a aussi l'avantage de donner au moignon plus de corps et de résistance, et facilite ainsi l'adaptation d'un œil d'émail.

§ III.

Maintenant, que faut-il penser de toutes les opérations qui ont pour effet l'ablation de l'hémisphère antérieur du globe de l'œil ?

Nous n'hésitons pas un seul instant à les rejeter d'une façon absolue. Trop souvent l'ophthalmie sympathique en est la suite, pour que, dans les cas où l'opération est indiquée, nous ne recourrions pas toujours à l'énucléation. Nous n'aurons pas beaucoup de peine à asseoir notre jugement ; il nous suffira, pour cela, de relater les opinions de Wecker, de Lawson, etc., à ce sujet.

De l'énucléation de l'œil, comme noyau préservatif des ophthalmies sympathiques. (Wecker, Leçon recueillie par M. H. Delacroix. *Gazette des. hôpitaux*, 1865, p. 371.)

« Cette méthode est sûre, et c'est la seule infaillible, mais à la condition de l'employer avant l'apparition des premiers signes de l'inflammation sympathique.

« Vous l'avez vue, il y a quelques semaines, réussir ici même, avec une rapidité surprenante, dans un cas d'ophthalmie sympathique au début ; mais de l'avis de tous les auteurs compétents, ce succès est exceptionnel, et presque toujours la phlegmasie, une fois déclarée, poursuit sa marche malgré l'ablation de l'organe où elle a pris son origine....... L'énucléation doit, avant tout, se présenter ici à vos esprits comme une *opération prophylactique*, c'est-à-dire, dont l'opportunité n'existe déjà plus à l'apparition des premiers phénomènes morbides contre lesquels elle est instituée.....

« L'énucléation doit encore être pratiquée, toutes les fois qu'un œil blessé ou non *et perdu pour la vue, devient à charge à celui qui le porte, en restant le siège de douleurs continues ou rémittentes d'une certaine intensité.....*

« L'énucléation est une opération sans danger ; les faits le prouvent, et ceux dont vous avez été ici même témoins ne laisseront dans vos esprits aucun doute à cet égard ; quatre fois, depuis quelques semaines, j'ai pratiqué sous vos yeux l'énucléation ; dans chacun de ces cas, la guérison s'effectua avec une rapidité surprenante ; l'écoulement du sang fut presque nul pendant l'opération, et cinq jours après, en moyenne, à la levée définitive du bandeau compressif, tout suintement de sérosité avait cessé dans la plaie. Bien exécutée, l'énucléation d'un œil est ainsi suivie, en règle générale, de réunion immédiate......

« Quelques-uns préfèrent à l'énucléation de l'œil l'ablation de la partie antérieure de cet organe, et ils motivent cette préférence par le désir de ménager un moignon convexe très-mobile, très-apte par conséquent à recevoir un œil artificiel. J'y consentirais, s'il était prouvé que les deux procédés se valent pour l'effet prophylactique, avant tout recherché par l'opérateur; mais, outre que ce point n'est pas encore démontré, trop souvent l'ablation partielle d'un œil détermine dans le moignon une inflammation suppurative très-pénible pour le malade.

« J'ajouterai que presque toujours j'ai obtenu, après les énucléations que j'ai pratiquées, une sorte de moignon plan auquel les muscles droits et obliques, tout rétractés qu'ils étaient, imprimaient encore des excursions assez étendues pour qu'il communiquât ses mouvements à l'œil d'émail que j'y faisais adapter.

« En résumé, messieurs, cette méthode est la seule qui mette incontestablement les malades à l'abri des ophthalmies sympathiques. De toutes les opérations proposées dans le même but, c'est la plus sûre, la plus facile et la moins dangereuse dans les suites. Tant d'avantages réunis ne sauraient nous échapper; mais, pour vous mieux convaincre encore de l'importance que j'attache à l'énucléation préservatrice exécutée en temps opportun, laissez-moi vous dire, en finissant, que j'aimerais mieux l'avoir pratiquée dix fois sans nécessité que négligée une seule dans un cas d'urgence méconnu. »

G. Lawson (lésions de l'œil), traitant de l'ophthalmie

sympathique, arrive aux conclusions suivantes : La cause la plus fréquente de l'ophthalmie sympathique est une blessure de l'autre œil, et particulièrement de celles qui comprennent la région ciliaire. Il arrive que le même effet suive l'irritation latente siégeant dans un œil perdu, *ou dans un moignon* qui, pour une cause ou pour une autre, devient le siége d'atteintes inflammatoires fréquentes.

L'énucléation de l'œil malade présente la meilleure chance d'arrêter la maladie. Et si cette mesure se voit adoptée dans la première période, il y a de belles chances de réussir en agissant ainsi.

Dans aucune circonstance, l'auteur n'a vu une ophthalmie sympathique naître dans un œil quand l'autre avait été enlevé. Il l'a vue continuer son cours après l'ablation de l'œil ; mais, dans ces circonstances, les symptômes caractéristiques avaient précédé l'ablation de l'organe.

G. Critchett cite deux seuls cas d'ophthalmie sympathique qui aient eu une terminaison favorable, et dans les deux cas, il avait pratiqué l'ablation de l'œil blessé.

S. Wells (Maladies des yeux, p. 205), répondant à cette question qui n'est pas encore résolue, de savoir si une irritation sympathique doit être regardée comme un état promonitoire d'ophthalmie sympathique, ou si l'on doit la considérer comme différant complètement de celle-ci, n'ayant pas le même caractère et ne pouvant pas par conséquent y aboutir, s'exprime ainsi : Il me semble qu'il ne peut y avoir aucun doute sur le mode de traitement d'un cas dans lequel se trouvent des symptômes marqués et persistants d'irritabilité sympathique ; le seul moyen efficace est l'enlèvement immédiat de l'œil malade. Ce serait courir des risques inutiles que de négliger cette opération,

sous prétexte que l'irritation ne devient jamais de l'inflammation.

De Graefe (observations cliniques), fait observer que sur
le rapport pratique, l'ophthalmie sympathique, qui se dé-
veloppe sous la forme d'une iritis grave, ne cède pas à
l'énucléation de l'œil primitivement malade; le seul moyen
d'empêcher son développement, c'est d'extirper celui-ci
avant que son congénère soit attaqué.

Après tout ce que nous venons de dire, il nous paraît
presque superflu de conclure.

Les observations que nous avons pu recueillir démontrent
d'une façon irréfutable que l'ablation partielle rentre
pour une large part dans l'étiologie de l'ophthalmie sympathique; cette terminaison fâcheuse est quelquefois tar-
dive, car on l'a observée cinq, six et même jusqu'à dix ans
après l'opération.

Et comme il est démontré que l'énucléation est le seul
remède sûr, infaillible quand il est prophylactique, pour-
quoi exposer l'œil à une perte imminente? Les avantages
de l'ablation partielle, si tant est qu'il en existe, ne peuvent
compenser ceux de l'énucléation dont les résultats sont
certains, palpables, admis d'ailleurs sans contestation.

Pour ce qui concerne la prothèse oculaire, l'énucléation
par le procédé de Bonnet, habilement exécutée, donne des
résultats très-satisfaisants.

Si nous avons tant insisté sur cette question, c'est que
nous sommes convaincu que l'ablation partielle est une
opération dangereuse dans ses résultats et qui doit être re-
jetée de la pratique chirurgicale. On objectera, peut-être,
qu'on est à temps de recourir à l'énucléation aux premières
atteintes d'ophthalmie sympathique; outre que le malade
sera exposé à tous les désagréments de deux opérations
laborieuses, il ne faut pas perdre de vue que l'énucléation,

tout en étant la seule chance favorable, n'est rien moins que certaine ; la science, en effet, n'offre que quelques cas de réussite.

QUATRIÈME PARTIE

TRAITEMENT DU STAPHYLÔME OPAQUE SPHÉRIQUE, PAR L'IRIDECTOMIE, LES PIQURES ET LES PULVÉRISATIONS D'EAU CHAUDE.

IRIDECTOMIE. — L'excision d'une partie du diaphragme irien paraît remonter jusqu'à Guérin, de Lyon, qui l'avait employée, non comme méthode principale, mais comme complément de l'iridotomie: tel est du moins ce qu'en disent Springel et Velpeau. C'est à Reichenbach que revient l'honneur d'avoir proposé le premier d'enlever une portion de l'iris. Mais ce projet resta à l'état latent jusqu'au moment où Janin pratiqua l'opération de la pupille artificielle par l'excision de l'iris. Après Janin, nous arrivons à Wenzel, qui a passé longtemps comme l'inventeur de l'iridectomie.

On a imaginé beaucoup de méthodes qui peuvent rentrer dans deux grandes classes : dans l'une on passe par la cornée, dans l'autre par la sclérotique. Dans la première, iridectomie cornéale, viennent se placer les procédés de Sabatier, Reisseinger, Leroy d'Étiolles, Furnari, de Beer, etc., pour ne citer que les principaux.

Au procédé sclérotical se rattachent les opérations de Weinhold, Muter, etc. Il serait trop long de décrire ces nombreux procédés.

On a employé l'iridectomie dans le traitement des opacités de la cornée et de l'oblitération de l'ouverture pupillaire. Elle a rendu d'incontestables services dans le traitement de l'iritis chronique, de l'irido-choroïdite, du glaucome, en un mot, dans toutes les affections où il y a une augmentation de pression intra-oculaire. Elle semblait donc tout indiquée dans le traitement du staphylôme, maladie dans laquelle l'augmentation de pression joue le principal rôle; cependant, jusqu'à ce jour, jamais on n'avait pratiqué l'iridectomie comme méthode de traitement de cette maladie.

C'est à M. le Dr Daumas que revient tout l'honneur de cette nouvelle application de l'iridectomie, et je ne crois pas être démenti en disant que c'est une de ses applications les plus heureuses, les plus utiles et les plus fécondes en résultats.

PROCÉDÉ OPÉRATOIRE. — Dans le leucôme adhérent et staphylomateux, lors même qu'il est partiel, les dimensions de la chambre antérieure sont tellement réduites, le cristallin étant porté en avant, qu'il faut renoncer à l'usage du couteau lancéolaire droit ou coudé. Voici le procédé que nous avons vu employer par le Dr Daumas.

Les instruments nécessaires pour l'opération sont :

1° Des écarteurs de paupières;

2° Des pinces à fixation ;

3° Un couteau de de Graefe très-étroit ;

4° Des pinces à iris simples, ou à crochets inférieurs ;

5° Des ciseaux à iris courbes ;

6° Une curette de Daviel.

Le malade étant couché, on applique le blépharostat, et un aide immobilise la tête.

1er Temps. Incision de la cornée. — Nous supposons, pour la facilité de la description, un staphylôme total de l'œil droit, et que l'on veuille pratiquer une iridectomie en dehors et en bas. L'opérateur, s'il veut se servir de la main droite, se place derrière le malade ; il fixe l'œil en saisissant, avec les pinces à fixation, tenues de la main gauche, un pli de la conjonctive et des tissus sous-jacents près du bord supérieur et interne de la cornée, et dirige le globe oculaire de façon à démasquer la partie de la cornée qu'il veut sectionner.

Ceci fait, il pratique la ponction au point de jonction de la sclérotique à la cornée, la lame du couteau étant dirigée de façon que le tranchant soit tourné en haut vers la cornée et un peu penché vers l'insertion cornéo-scléroticale; il avance doucement la pointe et pratique la contre-ponction au point symétrique de la cornée ; et sans modifier la position du couteau, il termine la section en le poussant lentement, lui imprimant même, s'il est nécessaire, de petits mouvements de va-et-vient, de façon à éviter un écoulement trop brusque de l'humeur aqueuse.

2ᵉ Temps. — Suivant que les adhérences sont plus ou moins solides, on se sert, soit des pinces ordinaires, soit des pinces à crochets en dessous. On introduit les pinces fermées entre les lèvres de la plaie, aussi profondément que l'on peut, on les ouvre de manière à saisir une portion d'iris aussi étendue que possible, on la tire au dehors et on la sectionne en contournant les lèvres de la plaie, de façon à n'y point laisser des pointes d'iris enclavées.

N. B. Il serait dangereux, lors même qu'on n'aurait pu saisir et exciser une très-minime portion d'iris, de pénétrer de nouveau dans la chambre antérieure, car on risquerait de causer une cataracte traumatique par blessure du cristallin qui, en général, est porté en avant par l'évacuation de l'humeur aqueuse.

3ᵉ Temps. Nettoyage de la plaie. — A canse de la vascularisation du leucôme, il se fait ordinairement une petite hémorrhagie dans la chambre antérieure ; il est utile, en pressant sur la lèvre inférieure de la plaie avec la curette d'évacuer autant que possible le sang épanché. Cependant, cette petite manœuvre ne devrait pas être répétée plus de deux fois. On promènera ensuite la curette entre les lèvres de la solution de continuité, surtout vers les angles, afin de refouler les portions d'iris qui pourraient y être enclavées.

Quand on s'est bien rendu compte de l'état satisfaisant de la plaie, on applique un bandeau flottant, en ayant soin de recommander au malade de garder les yeux fermés pendant vingt-quatre heures. Au bout de ce temps, la réunion de la plaie est généralement faite.

PIQURES. — Le plus souvent, quand toutes les adhérences ont été rompues, le leucôme disparaît peu à peu.

Lorsque cette terminaison se fait trop attendre, on a recours au traitement suivant : refoulant avec l'index et le médius de la main gauche les deux paupières, on fixe l'œil en exerçant une légère pression sur le globe ; on fait sur la tache de nombreuses piqûres avec une aiguille à discission. Cette opération s'exécute deux fois par semaine et l'on soumet en même temps le malade aux pulvérisations d'eau chaude.

PULVÉRISATION. — Cette opération s'exécute au moyen de l'appareil du Dr Lorenzo.

Cet appareil consiste en une chaudière ou récipient en cuivre placée sur un pied qui la maintient à une certaine hauteur et au-dessous de laquelle est placée une lampe à esprit-de-vin qui sert à la chauffer. A cette chaudière est adapté un tube conducteur de la vapeur en forme de cou de cygne, qui se divise à son extrémité en deux branches ; les extrémités de ces branches sont munies chacune d'un pas de vis, sur lequel s'adapte un bouchon qui sert à fermer un des deux tubes.

Manière d'employer l'appareil. — On remplit d'eau la chaudière et on allume la lampe à esprit de-vin-placée en dessous ; au bout d'un instant, on obtient à volonté un ou deux jets de vapeur.

Le malade se place à 15 centimètres environ de l'appareil, l'œil largemnnt ouvert, de façon que le jet de vapeur arrive sur la tache. Cette opération dure un quart d'heure.

N. B. On a obtenu des résultats rapides et remarquables, dans les cas d'opacités, consécutives à la kératite parenchymateuse, de l'emploi des pulvérisations faites avec des eaux sulfureuses naturelles, (obs. 8)·

Les piqûres ont pour but d'amener la résorption de l'opacité, en provoquant une irritation substitutive ; en effet, il ne tarde pas à se former un travail de vascularisaion que l'on peut constater par l'éclairage latéral.

Indications. — Le D_{r} Daumas qui, le premier, a appliqué l'iridectomie au traitement du staphylôme opaque, pratique l'opération toutes les fois que l'œil staphilomateux présente un point transparent, si petit qu'il soit, c'est-à-dire toutes les fois que la cornée présente une portion, si minime qu'elle soit, qui n'ait pas encore contracté d'adhérence avec l'iris, et qu'il existe par conséquent une portion de la chambre antérieure qui contienne de l'humeur aqueuse.

Dans ces cas, l'opération lui a toujours réussi ; mais elle est encore indiquée dans les cas de staphylôme total, quand la cornée présente un point où l'adhérence avec l'iris n'est pas solide (obs. 2).

D'une manière générale, l'iridectomie est indiquée et donne d'excellents résultats toutes les fois que l'on peut rompre l'adhérence de l'iris, et en exciser une portion, si petite qu'elle soit.

Comme résultats immédiats, on observe l'affaissement progressif du staphylôme et la production d'une petite chambre antérieure qui va en augmentant, à mesure que de nouvelles opérations viennent rompre un plus grand nombre de points d'adhérence. Et après un nombre variable d'opérations, quand on a rompu toutes les adhérences, le staphylôme s'affaisse totalement, on n'a plus alors à traiter que des opacités déjà considérablement modifiées, et en voie de résolution.

Le traitement du staphylôme opaque répond à trois indications principales.

1° Affaissement de la tumeur ;

2ᵉ Destruction des adhérences entre la cornée et l'iris;

3° Guérison des opacités.

L'iridectomie remplit, d'une manière générale, ces trois indications, mais surtout les deux premières. Les piqûres et les pulvérisations répondent exclusivement à la dernière.

L'iridectomie doit être continuée jusqu'à ce que toutes les adhérences soient rompues ; c'est une condition essentielle de réussite, car, si on laissait subsister des adhérences même très-minimes, elles ne tarderaient pas à provoquer une augmentation de pression intra-oculaire, et le staphylôme serait reconstitué.

Dans les cas où les adhérences ne sont représentées que par des fibrilles d'iris isolées (obs. 1), le Dʳ Daumas les rompt au moyen d'un petit instrument en forme de crochet qu'il a fait fabriquer à cet effet, il pénètre dans la chambre intérieure au moyen d'une très-petite ponction pratiquée en regard de la petite adhérence.

Nous pouvons dire avec confiance que le traitement du staphylôme est trouvé.

Le Dʳ Daumas traite en ce moment de jeunes pensionnaires de l'hospice des jeunes aveugles, réputés incurables, out lui fait espérer des | résultats favorables (Obs. XV). Certes, leur vue ne sera pas parfaite, mais nous avons lieu de croire qu'elle sera suffisante pour leur permettre de se conduire sans aide et de vaquer à leurs occupations.

Il est, nous croyons, inutile d'insister sur de tels résultats.

OBSERVATIONS

OBS. I, recueillie à la consultation du Dr Daumas (1). Staphylôme opaque partiel, cataracte traumatique. — Mme L..., âgée de 27 ans, demeurant rue Saint-Georges, 52, se présente le 28 février 1868, avec un leucôme adhérent partiel à l'œil gauche. On constate une augmentation considérable de la pression intra-oculaire, et le début assez avancé d'un staphylôme de la cornée.

Une iridectomie dans le point opposé à l'enclavement de l'iris avait été faite précédemment, et était la cause probable de la cataracte traumatique en grande partie résorbée. Il reste encore de la substance corticale dans le champ pupillaire et des adhérences de la capsule à l'iris.

L'examen de la réfraction donne les résultats suivants.

Œil droit, Em. S. normale, champ visuel libre.

Œil gauche, très-faible sensation de lumière. Le peu de succès de la première iridectomie lui fait rejeter toute proposition d'une nouvelle opération.

Elle revient au mois de mars 1874. Le staphylôme avait considérablement augmenté, et des douleurs assez vives se manifestaient à de fréquents intervalles, douleurs provoquées par l'augmentation de la pression intra-oculaire et affectant une certaine périodicité.

La malade accepte l'opération proposée.

Une première iridectomie très-large est faite en haut, le 27 mars 1874.

La guérison est très-régulière, l'augmentation de la pression intra-oculaire fut considérablement diminuée.

Au mois de mai, la malade revient ; elle n'a plus éprouvé de douleur ; le staphylôme a sensiblement diminué, et la tache cornéenne a disparu en grande partie. Une nouvelle opération est acceptée avec empressement.

La deuxième iridectomie est faite largement en bas, et enlève, presqu'en totalité, ce qui reste de l'iris.

En février 1875, la malade revient. La tache cornéenne a presque complètement disparu, le globe oculaire n'est que très-peu plus volumineux que l'autre, cependant la malade se plaint de petits accès douloureux survenus après une attention soutenue.

(1) Toutes les observations que nous publions, à moins d'indications spéciales, ont été recueillies à la consultation de M. le Dr Daumas.

L'examen à l'éclairage oblique permet de voir une petite fibrille d'iris enclavée dans la cornée, on se décide à la rompre. Depuis les douleurs ont complètement disparu, quoique la malade se soit exposée à des causes de fatigue plus grande que précédemment.

Les troubles de la cornée diminuent d'une façon si marquée, qu'on peut espérer leur disparition complète dans un temps peu éloigné.

L'apparence de l'œil gauche se rapproche sensiblement de celle de l'œil droit.

L'examen de la vue donne les résultats suivants :

Œil droit, Em. S. normale.

Œil gauche, $Hp = \dfrac{1}{3\ 1/2}$ $S = \dfrac{1}{10}$ $(C + 2\dfrac{1}{2})$, n° 14 ch. vis. libre.

Obs. II. Conjonctivite granuleuse. Kératite panneuse. Ophthalmie purulente. Perforation de la cornée. Leucômes adhérents staphylomateux. — M. L. L..., âgé de 56 ans, habitant Quimper, se présente à la clinique le 23 mars 1874. Il était atteint depuis deux ans d'une conjonctivite granuleuse double ; à la suite de cautérisations longtemps prolongées, il s'est formé des entropions qui ont nécessité cinq opérations à l'œil droit, et trois à l'œil gauche.

Le jour où il se présente, nous constatons une double conjonctivite purulente aiguë, contractée par contagion. Il s'était servi pour se bassiner les yeux, des mêmes compresses qui avaient servi à un enfant atteint d'ophthalmie purulente des nouveau-nés. Cette conjonctivite purulente double était compliquée de grandes ulcérations et de perforations des cornées avec enclavement de l'iris.

On prescrivit le traitement par les compresses froides; les instillations d'atropine et les cautérisations avec le crayon de nitrate d'argent mitigé. Guérison complète de la conjonctivite granuleuse et de la conjonctivite purulente. Il est à remarquer que la conjonctivite granuleuse appartenait à cette forme grave qui résiste à tous les traitements ; cette guérison par substitution est d'un haut intérêt.

Au commencement de juillet, le malade présente l'état suivant : les deux yeux sont atteints de leucômes adhérents complets, et de staphylômes très-pronoucés, seule la partie inférieure de la cornée avait conservé un peu de transparence, l'iris y était seulement accolé.

L'examen de la vue donne pour les deux yeux : faible sensation de lumière.

Le 15 juillet, on pratique, sur les deux yeux, une iridectomie très-large, à la partie inférieure. Le résultat immédiat de ces premières opérations fut la diminution très-sensible des staphylômes.

Le 25 juillet, il part pour la Bretagne. Il revient le 12 janvier 1875,

L'examen de la vue donne à cette époque :

Des deux côtés, myopie 1|36 ast. irrég. S = 1|10.

Le même jour on fait, aux deux yeux, une deuxième iridectomie très-large, en dehors et en haut.

A la suite de ces dernières opérations, les staphylômes se sont totalement affaissés, et le 20 janvier les opacités avaient presque complètement disparues dans le champ correspondant aux premières iridectomies, et s'éclaircissaient rapidement dans le champ correspondant aux dernières.

L'examen de la vue, au 30 janvier, donne les résultats suivants :

Des deux côtés, my = 1|36 S = 1|8 (+ 30) n° 12, ch. vis. libre.

A cette époque, il ne reste plus d'adhérences que dans le quart supérieur de la cornée, des deux côtés. Le malade, étant obligé de retourner dans son pays, promet de revenir avant la fin de l'année, pour subir une dernière iridectomie, qui enlèvera tout ce qui reste d'adhérence. Nous pouvons déjà compter sur un résultat définitif absolument favorable.

Obs. III. — Leucôme adhérent. Staphylômes antérieur et équatoriaux (suite d'ophthalmie égyptienne.) — Madame C.., âgée de 20 ans, demeurant 7, rue Bois-Robert, se présente à la clinique, le 8 mars 1875. Se trouvant en Egypte, au mois d'août 1874, elle fut atteinte d'ophthalmie purulente, qui fut traitée par des collyres au sulfate de zinc. L'affection fut surtout violente à l'œil gauche; l'œil droit aussi fut atteint, mais à un degré moindre. Le lendemain du début de l'affection elle remarqua, dit-elle, qu'une tache se formait sur la cornée. Quinze jours après, elle quitta l'Egypte et revint en France. A cette époque, elle souffre de douleurs ciliaires assez vives, qui durent un mois environ et dont la malade fait coïncider la cessation avec la formation de staphylômes équatoriaux.

Lorsqu'elle se présente à la clinique, on constate à l'œil gauche la présence d'un staphylôme cornéen, dont le sommet correspond au leucôme, situé à la partie externe et un peu inférieure. L'iris est adhérent sur un large espace. La paupière supérieure paraît gonflée ; et si on fait regarder la malade en bas, on constate la présence de larges staphylômes équatoriaux, embrassant la partie supérieure du globe. La sclérotique est d'un bleu grisâtre.

Examen de la vue : sensation de lumière, champ visuel rétréci, surtout en dedans.

Le 9 mars, on fait une première iridectomie supérieure; le 16, une seconde iridectomie à la partie inférieure. Le 25, il ne reste plus qu'un petit lambeau d'iris, à la partie interne. Pas d'enclavement. Le staphylôme cornéen a presque disparu, le leucôme a diminué. Les staphylômes équatoriaux se sont un peu affaisés. Pas de douleurs. Vu à l'ophthalmoscope, le fond de l'œil est sain.

Examen de la vue: la malade peut compter les doigts à quatre pieds; le champ visuel est encore légèrement rétréci en dedans.

Le 12 juillet, le staphylôme de la cornée est complètement abaissé; l'opacité ne présente plus qu'un reflet grisâtre à l'éclairage oblique. Les staphylômes équatoriaux ont complètement disparu, et bien que le globe soit légèrement plus volumineux que son congénère, il a une tendance marquée à reprendre sa dimension normale. Examen de la vue: Emmet. S. 18 ch, vis. lib.

Obs. IV. — Leucôme adhérent staphylomateux. — M\u1d50\u1d49 Julie P. âgée de 21 ans, fut atteinte de la variole en octobre 1870. Elle se présente le 21 décembre de la même année avec un leucôme adhérent staphylomateux presque total (il n'y avait qu'une zone transparente d'un millimètre et demi, occupant toute la périphérie de la cornée et formant une sorte de canal, contenant de l'humeur aqueuse), suite d'une kératite varioleuse, ayant intéressé la plus grande partie de la cornée de l'œil droit.

L'état général et local fait différer l'opération jusqu'au 17 avril 1871.

Ex. de la vue: œil droit, très-bonne sensation de lumière.

Œil gauche; H m $\frac{1}{36}$ S. normale. Ch. vis. lib.

Le 17 avril, une première iridectomie est pratiquée largement en bas et en dehors. Le staphylôme s'affaisse de jour en jour, et, au commencement de juillet, la cornée, à quelque chose près, a repris sa courbure normale. Examen de la vue au commencement de juillet.

Œil droit. H m $\frac{1}{42}$ astigmatisme irrégulier. S. $= \frac{1}{3}$ ch. vis. lib

Œil gauche : status idem

Dans le courant du mois de juillet, on pratique une deuxième iridectomie, en haut et en dehors.

Le 27 juillet, examen de la vue.

Œil droit. H m. $\frac{1}{24} +$ astig. h. $\frac{1}{36}$ axe vertical S. $= \frac{1}{4}$ ($+$ 20 et cylindre $+$36 axe vertical) n° 15 ch. vis. lib.

Œil gauche. — status idem.

Au mois de mars 1872, on fait une troisième iridectomie en dedans, qui enlève le reste de l'iris et détache les dernières adhérences.

En septembre, la malade se présente avec une amélioration des plus marquées, dans la vue de l'œil droit.

Les taches de la cornée ne sont plus visibles qu'à l'éclairage oblique.

Examen de la vue.

Œil droit. H m $\frac{1}{24} +$ ast. $\frac{1}{40}$ axc. vert. S. $= \frac{1}{2}$ ($+$24 et cyl$+$ 40 axe. vert.) n° 7 ch. vis. lib.

Obs. V.—Staphylôme opaque total de la cornée (suite d'ophthalmie purulente). — François T. âgé de 8 ans et demi, est amené à la consultation au mois d'août 1873. Il avait été atteint d'une ophthalmie purulente double, contractée par contagion aux Enfants-Assistés.

Lorsqu'il se présenta à la clinique, on constata à l'œil droit une ulcération de la cornée, et à l'œil gauche une perforation avec enclavement de l'iris.

L'œil droit se guérit; mais à l'œil gauche il survint un leucôme, et peu à peu il se forma un staphylôme total, dont le sommet correspond à la moitié inféro-interne de la cornée.

Examen de la vue, faible sensation de la lumière.

En mai 1874, on pratiqua une première iridectomie à la partie supérieure et externe.

Au mois de mars 1875, le staphylôme s'était sensiblement affaissé, et le leucôme s'était éclairci dans la partie correspondant à l'opération.

A l'éclairage latéral, on remarque que le leucôme est très-vasculaire; à la partie la plus proéminente du staphylôme, la cornée paraît amincié et présente une coloration noirâtre due à l'accolement de l'iris.

Il existe plusieurs points d'enclavements.

Le 16 mars, on pratique une seconde iridectomie à la partie inférieure et externe, qui enlève ce qui reste d'iris à la partie externe.

Le 24, le staphylôme s'est affaissé dans la partie externe. A la partie interne existent de larges adhérences.

Examen de la vue : doigts à 12 pieds, champ visuel rétréci en dedans.

Le staphylôme n'a plus guère que le volume d'une grosse lentille.

Le 20 avril, abcès multiples de la cornée; traitement anti-serofuleux, compresses chaudes, calomel. Les abcès guérissent en laissant quelques légers troubles.

Le 1er juin, troisième iridectomie à la partie supérieure et interne, qui détruit de ce côté les adhérences ; le staphylôme s'affaisse partiellement dans cette partie.

Examen du malade au 20 juillet : Le staphylôme s'est affaissé dans toutes les parties où les adhérences ont été détruites, de telle sorte que sa base s'est retrécie et qu'il présente de ces côtés un soulèvement brusque, sauf à la partie inférieure et interne, où existent encore de grandes adhérences qui nécessiteront de nouvelles opérations.

Quant au leucôme, il a disparu dans le champ des premières iridectomies, c'est-à-dire dans toute la partie interne ; il commence à s'éclaircir, notablement dans le point correspondant à la dernière iridectomie (à la partie supérieure et interne.) L'opacité n'a pas diminué au sommet et à la partie inférieure et interne, où existent encore des adhérences solides.

Examen de la vue : doigts à 12 pieds, champ visuel retréci en dedans.

Obs. VI. — Staphylôme opaque de la cornée. — M. Jean-Baptiste E..., âgé de 23 ans, demeurant rue Beaubourg, 45, se présente à la Clinique le 10 avril 1872.

Il est atteint, à l'œil gauche, d'un grand staphylôme opaque consécutif à une conjonctivite purulente, qu'il a contractée à l'âge de 9 ans.

Examen de la vue. Œil gauche, faible sensation de lumière.

Œil droit : Em. S. normale.

Le 12 avril, on lui fait une première iridectomie en dedans, qui n'enlève qu'une très-faible portion d'iris. Lorsqu'il sort de la Clinique huit jours après, le staphylôme est sensiblement affaissé et le leucôme s'était beaucoup éclairci dans la partie où les adhérences avaient été rompues. Il compte les doigts à deux pieds.

Une deuxième iridectomie est faite le 2 mai 1875, à la partie inférieure et interne qui rompt de ce côté la plus grande partie des adhérences. Entre les deux premières opérations, une petite bande d'iris est restée adhérente.

Le 26 juillet, le staphylôme s'est totalement affaissé ; la cornée est redevenue transparente dans tout le champ des deux iridectomies, la chambre antérieure a considérablement augmenté. Ex. de la vue : $S = 1{\mid}17$.

Le 27, on pratique une troisième iridectomie, en haut et en dedans, plus large que la précédente. Entre cette opération et la précédente, une petite bande d'iris reste encore adhérente.

On se propose de continuer le traitement jusqu'à complète destruction des adhérences.

Le 30, la cornée est redevenue transparente dans le champ correspondant aux iridectomies, sauf dans les points où nous avons signalé les reste d'iris qui sont tendus du sommet du leucôme à la périphérie de la cornée. Examen de la vue $S = 1{\mid}15$.

Obs. VII. — Leucôme adhérent. Staphylôme total. — Mme Louise M..., âgée de 30 ans, demeurant boulevard de Strasbourg, 12. Au mois de juin 1873, elle fut atteinte à l'œil droit par un éclat de verre ; la plaie intéressait un peu la sclérotique. Il s'ensuivit une kératite chronique. Pas de souffrance. On avait prescrit des cataplasmes, des compresses d'eau de mauve, du laudanum, des frictions belladonées.

Il se forma un leucôme qui, en peu de temps, envahit toute la cornée.

Elle se présenta à la consultation au mois de juin 1874.

On constate un leucôme adhérent complet avec staphylôme total assez avancé. A la partie inférieure, on distingue très-bien la cicatrice de la plaie.

Examen de la vue : bonne sensation de lumière. Champ visuel libre.

On pratique trois iridectomies successives à un mois d'intervalle chacune.

La première, à la partie supérieure et externe. Le staphylôme s'affaisse et le leucôme s'éclaircit dans la partie correspondant à l'opération.

La deuxième iridectomie est pratiquée à la partie supérieure et interne, la troisième à la partie moyenne et interne, qui enlèvent les adhérences dans ces parties.

Au mois de septembre, le staphylôme s'est affaissé et le leucôme s'est considérablement éclairci dans le champ de ces opérations.

Vers le 15 septembre, on commence les piqûres qui sont continuées tous les huit jours, et les pulvérisations qui sont faites deux fois par semaine.

Le 11 janvier, la cornée présente l'état suivant : le staphylôme est affaissé ; le leucome occupe toute la partie centrale. Tout autour de la cornée, il s'est formé un petit travail de vascularisation qui a eu pour résultat l'éclaircissement du leucôme dans une étendue de 3 millimètres en largeur et correspondant en longueur aux parties où les adhérences ont été rompues.

Examen de la vue : doigts à trois pieds. Champ visuel rétréci dans les points d'adhérence.

Le 16 janvier, on fait une iridectomie à la partie supérieure et moyenne.

Le leucôme est très-vasculaire et diminue toujours périphériquement.

Le 16 juillet, on pratique une cinquième iridectomie à la partie inférieure et interne.

Examen de la malade au 26 juillet :

Le staphylôme s'est totalement affaissé ; le leucôme est devenu transparent dans une zone circulaire, large de quatre millimètres et correspondant aux 3|4 de la circonférence de la cornée ; cette zone claire n'est pas continue, il existe deux points d'opacité à la partie supérieure et externe et à la partie inférieure qui nécessiteront de nouvelles opérations.

Examen de la vue : compte les doigts à 6 pieds, champ visuel libre, sauf dans les points d'opacités que nous avons signalés.

Obs. VIII. — Grand leucôme adhérent staphylomateux. — Mlle Marguerite C..., âgée de 15 ans 1|2, a eu, à l'âge de 10 ans, une kérato-iritis diffuse des deux côtés, qui avait laissé des troubles de la cornée et des synéchies postérieures.

A l'âge de 12 ans, elle eut à l'œil droit un grand abcès ulcéreux de la cornée avec perforation et enclavement de l'iris ; il se forma un grand leucôme adhérent et un staphylôme qui s'accrut peu à peu jusqu'à l'époque où l'on pratiqua la première iridectomie (août 1873), en haut et en dedans.

Examen de la vue avant l'opération : bonne sensation de lumière.

— 48 —

Au mois de décembre 1873, le staphylôme s'est totalement affaissé,
le leucôme a disparu dans tout le champ de l'iridectomie.

Examen de la vue : doigts à 10 pieds.

L'état général de la santé fait différer les opérations jusqu'à ce
jour.

Le 27 juillet 1874, on fait une large iridectomie en dehors et en haut,
qui détruit les 3|4 des adhérences.

Le 30, le leucôme s'est considérablement éclairci ; l'opacité persiste
encore au centre, mais elle est entourée d'une zone qui s'élargit peu à
peu.

Examen de la vue : elle compte les doigts à 12 pieds.

Obs. IX. — Staphylôme opaque partiel. — Mlle Victorine B...,
âgée de 15 ans, se présente à la consultation le 3 septembre 1874.

A l'âge de 16 mois, elle a eu une ophthalmie purulente double ; il
en résulta des opacités de la cornée. A l'âge de 10 ans, elle fut traitée
par M. Desmarres père ; l'œil gauche fut guéri.

On trouve à l'œil droit un leucôme adhérent embrassant presque
toute l'étendue du champ pupillaire avec adhérence de l'iris en bas et
en dedans, une augmentation assez considérable de la pression intra-
oculaire, et un staphylôme partiel assez proéminent.

Le 20 septembre, on pratique une première iridectomie à la parti
inférieure et interne.

Le staphylôme s'affaisse presque totalement. Huit jours après, on
commence le traitement par les piqûres et les pulvérisations.

Le 30 novembre, le leucôme s'est sensiblement modifié à la périphérie ; la pupille est libre dans la partie supérieure.

Au mois de décembre, l'examen de l'œil donne les résultats suivants : leucôme périphérique s'avançant vers le centre et occupant la
partie du champ pupillaire dans sa moitié environ. La tache présente
une surface inégale, on distingue les traces de piqûres. L'opacité peut
se décomposer en deux parties : l'une centrale, la plus étendue, est
absolue ; l'autre, qui l'entoure de toutes parts, constitue une marge à
demi-transparente. On voit à la surface du leucôme de nombreux vaisseaux venant de la partie inférieure où ils se continuent avec ceux de
la sclérotique.

Au mois de mars, on pratique une deuxième iridectomie qui enlève
tout ce qui reste d'adhérence.

Le 26 juillet, le leucôme n'est plus représenté que par une légère
opacité inférieure.

On aperçoit deux petites brides d'iris adhérentes l'une à la partie
inférieure et interne, l'autre à la partie interne. Examen de la vue :
elle compte les doigts à 18 pieds.

Obs. X. — Grand leucôme adhérent staphylomateux.

Le jeune B..., âgé de 13 ans, demeurant à Izengremer (Somme),
se présente à la consultation le 3 mars 1874. Il est atteint à l'œil
gauche d'irido-choroïdite avec occlusion de la pupille, consécutive à
un traumatisme. Examen de la vue : pas de sensation de lumière ; à
l'œil droit on constate un gros leucôme adhérent staphylomateux.
Cet œil a une bonne mais faible sensation de lumière. A l'âge de
12 ans, le jeune malade a été atteint de kératite ulcéreuse, à la suite

de laquelle il s'est produit une perforation dans la partie centrale et inférieure de la cornée avec hernie de l'iris, et enclavement de tout le pourtour de l'ouverture pupillaire. La cornée est transparente dans toute sa périphérie sur une zone de deux millimètres.

Une première iridectomie est faite le même jour (3 mars), en bas et en dehors; on enlève la moitié de l'iris et les deux tiers des adhérences. Huit jours après, l'examen de la vue donne : Em. et ast. irrég. $S = \frac{1}{12}$

Un mois après, le jeune malade revient à la consultation, le staphylôme a complètement disparu; l'opacité, dans la partie correspondante à l'iridectomie, a considérablement diminué, et l'examen de la vue donne : Em. ast. irrég. $S = \frac{1}{8}$. Une nouvelle iridectomie est faite, on enlève un quart de l'iris restant, et on détache toutes les adhérences.

Au mois d'octobre 1874, le jeune malade revient, l'œil a repris ses dimensions normales, il ne reste qu'une tache centrale diminuant de la périphérie au centre.

L'examen de la vue donne : Em. ast. irrég. $S = \frac{1}{3}$ n° 9 à 14" ch. visuel libre.

Le 8 juin 1875, la tache a presque complètement disparu, et l'examen de la vue donne : Em. ast. myop. $\frac{1}{36}$ axe vert. $S = \frac{1}{2}$ (cyl. $+$ 36 a. h.) n° 5 à 6" ch. visuel libre.

OBS. XI. — Staphylôme opaque partiel. Ophthalmie purulente. — Mlle B..., âgée de 19 ans.

A l'âge de 12 ans environ, elle fut atteinte d'ophthalmie purulente aux deux yeux, qui laisse à l'œil gauche un leucôme adhérent avec staphylôme de la cornée. Le leucôme qui correspond au sommet du staphylôme, siége à la partie centrale et inférieure de la cornée.

Examen de la vue ; sensation de lumière.

Le Dr Daumas pratique deux iridectomies : l'une en dedans, l'autre en dehors; la première, au mois de février, et la seconde au mois de novembre 1872.

Aujourd'hui, le staphylôme s'est complètement affaissé ; il reste la tache et une petite fibrille d'iris comprise entre les deux iridectomies qui est enclavée dans la cornée.

Examen de la vue : Em. $S = \frac{1}{12}$ champ visuel libre. On prescrit les pulvérisations deux fois par semaine. Maintenant, toute la partie de la cornée comprise entre les deux iridectomies est devenue tout à fait transparente, et l'opacité n'existe que dans les points d'enclavement. Le Dr Daumas se propose de détacher ces pointes d'adhérence au moyen d'un crochet qu'il a fait fabriquer à cet effet.

Les résultats obtenus jusqu'à ce jour nous permet d'affirmer un résultat définitif des plus favorables.

OBS. XII. — Staphylôme opaque partiel. — M. F. M..., âgé de 45 ans, demeurant rue Rehnequin, 37, se présente à la clinique le 31 mars 1875. Il y a un an, il fut atteint d'une ophthalmie purulente qui laissa à l'œil droit un albugo et à l'œil gauche une perforation de la cornée avec enclavement de l'iris et leucôme adhérent.

consécutif. La pression intra-oculaire avait sensiblement augmenté, et l'on constate à l'œil gauche un staphylôme très-prononcé.

Examen de la vue : faible sensation de lumière.

Le 6 avril, on pratique une première iridectomie inférieure et in-interne.

Le staphylôme s'affaisse peu à peu, et le 15, il est totalement aplati.

Examen de la vue : Em. S $= \frac{1}{14}$

Le 26 avril, deuxième iridectomie inférieure et externe.

Le 19 juillet, le leucome occupe à peu près le même espace, mais il devient de plus en plus transparent. On aperçoit à la partie supérieure, une petite adhérence, dont la couleur est plus brune que celle de l'iris, qui existe encore en haut; cette adhérence est constituée par la partie postérieure de l'iris qui a résisté, la partie antérieure ayant probablement cédé pendant l'opération.

On commence le traitement par les pulvérisations d'eau chaude. (2 fois par semaine.)

Obs. XIII. — Staphylôme opaque partiel. Cataracte capsulaire postérieure très-limitée. — M. F..., âgé de 13 ans. Il s'est fait soigner il y a quatre ans, pour des abcès de la cornée. Il a eu l'année dernière un abcès à l'œil gauche, qui se termina par un enclavement de l'iris.

Il s'est formé un leucome adhérent staphylomateux qui occupe le centre de la cornée.

Examen de la vision : faible sensation de lumière.

Le 27 avril 1875, on pratique une iridectomie interne, qui détache les adhérences.

Le 24 mai, la cornée a repris sa courbure normale, et la résorption du leucome ayant marché rapidement, la cornée presque saine ne présente que deux petites tâches seulement.

Examen de la vision : doigts à trois pieds, champ visuel libre.

Le 24 juillet, le staphylôme a complètement disparu, il ne reste plus qu'un tout petit point opaque de 1/2 m. m. de diamètre, à la partie centrale, siége de l'enclavement.

Examen de la vue : Em. compte les doigts à 17 pieds et lit les lettres n° 14 de Jœger. Ce résultat n'étant pas en rapport avec la transparence de la cornée, on fait l'examen ophthalmoscopique qui révèle l'existence de troubles, probablement congénitaux, de la face postérieure du cristallin.

Obs. XIV. — Staphylôme opaque sphérique total. — Charles H..., âgé de 17 ans, demeurant rue des Ecouffes, 22, à la suite d'ulcération strumeuse (1869), a eu une perforation avec enclavement de l'iris, formation d'un vaste leucome adhérent et un staphylôme total à l'œil droit. Le sommet du staphylôme correspond à la partie inférieure et interne de la cornée, on y aperçoit un point noir où siége l'enclavement de l'iris.

Examen de la vue ; faible sensation de lumière.

On fait une première iridectomie en février 1873, à la partie supérieure et interne qui rompt les adhérences dans cette partie.

Au 26 juillet 1875, le staphylôme s'est sensiblement affaissé; la

cornée est redevenue transparente dans toute la partie où les adhérences ont été rompues, à l'éclairage latéral, on aperçoit une cataracte
polaire postérieure très-petite et bien limitée.

Le 3 août, on pratique une large iridectomie en dehors et en haut,
qui enlève un bon tiers des adhérences.

Le 4, la plaie est fermée, le staphylôme presque complètement affaissé, sauf dans le point correspondant à l'enclavement de l'iris ; la
cornée présente un léger trouble diffus qui précède toujours la résorption des opacités, dans le champ de la dernière iridectomie. L'examen
de la vue ne peut être fait, à cause d'un petit épanchement du sang
dans la chambre antérieure.

Obs. XV.—Staphylôme opaque sphérique total. suite d'ophthalmie
des nouveau-nés. — Jean P..., âgé de 16 ans, élève de l'institution
nationale des Jeunes-Aveugles. est amené à la consultation. dans les
premiers jours du mois de juin 1875 ; il est atteint à l'œil gauche, de
leucôme adhérent staphylomateux, et à l'œil droit, d'un staphylôme
opaque sphérique total, Suite d'opthalmie des nouveau-nés. L'examen
de la vue donne les résultats suivants :

Œil gauche, aucune sensation de lumière.

Œil droit, très-faible sensation de lumière.

Le jeune malade n'avait jamais vu et il présentait le nystagmus
particulier des aveugles de naissance.

Le 19 juin, on pratique une iridectomie en dehors et en haut ; l'iris
et la cornée étaient si intimement adossés que l'on ne parvient que
très-difficilement à faire une petite ouverture cornéale ; l'iris, modifié
dans sa structure est devenu charnu, et les adhérences étaient si
fortes, que c'est à grand peine que l'on arrive à attirer au dehors
avec les pinces à crochets en dessous, une très-minime portion et
à l'exciser.

15 jours après, le staphylôme s'est considérablement affaissé, cependant, les opacités de la cornée ne se sont pas sensiblement modifiées ; mais là chambre antérieure s'est reformée en partie. L'état est
si favorable que l'on pratique une seconde opération, vers le 15 juillet,
dans la partie interne et supérieure.

Les dimensions de la chambre antérieure facilitent la section cornéenne, qui est large et régulière, et l'iris peut être saisi et excisé
sur une grande étendue.

Le 3 août 1875, le staphylôme s'est presque complètement affaissé,
la partie de la cornée correspondant à la dernière iridectomie est
transparente et le jeune malade demande une nouvelle opération qui
doit rompre les dernières adhérences qui existent très-solidement à la
partie inférieure et externe.

Examen de la vue : Œil droit, compte les doigts à 2 pieds, champ
visuel libre

Sans l'amblyopie, par manque d'usage, la vue serait certainement
plus satisfaisante et l'on peut prévoir dans un temps prochain, après
la rupture des dernières adhérences, et des exercices optiques bien
ordonnés, un résultat d'autant plus remarquable que ce jeune malade
avait été considéré comme incurable.

Obs. XVI. — Staphylôme opaque absolu. Ablation partielle.
Ophthalmie sympathique. Enucléation. —Mme B..., âgée de 36 ans,

demeurant à Charenton, se présente à la consultation le 15 mars 1872 ; elle était atteinte à l'œil droit, d'un staphylôme opaque absolu, suite d'une kératite strumeuse datant de la première enfance. La malade n'avait aucune sensation de lumière. Le staphylôme avait un tel volume que la malade elle-même, réclame l'opération.

Ce jour même, on pratique l'ablation partielle de la tumeur, par le procédé de Critchett.

Un an après, la malade revient, se plaignant de douleurs très-violentes dans le moignon où l'on constate une augmentation considérable de pression.

L'œil gauche ne présente aucun symptôme sérieux. Redoutant des accidents d'ophthalmie sympathique, on engage la malade à se présenter fréquemment à la consultation.

Au commencement de l'année 1874, elle se plaint de photophobies, d'évanouissements momentanés de la vue, de larmoiement ; on lui propose l'énucléation immédiate, elle s'y refuse.

Elle revient le 27 mars 1875, avec tous les signes de l'ophthalmie sympahique confirmée (photophobie, larmoiement, synéchies postérieures, douleurs ciliaires, diminution considérable de la vue, injection périkératique), elle accepte l'opération avec empressement.

Le 28 mars, on pratique l'énucléation par le procédé de Bonnet, et on combat en même temps les accédents sympathiques, par un traitement approprié hélas ! bien impuissant.

Au mois de juin, la malade revient à la consultation, la cicatrisation du moignon est complète.

La vue de l'œil gauche s'est considérablement améliorée. Cependant tous les symptômes de l'ophthalmie sympathique n'ont pas encore disparu.

Obs. XVII. (M. Liebreich.) — Staphylôme opaque total conique de la cornée, ablation partielle. Début d'ophthalmie sympathique. Enucléation. Guérison. — Mme M..., âgée de 56 ans, vint consulter M. Liébreich, au mois d'août 1873. Cette femme, un peu faible d'esprit, raconte, qu'en faisant la moisson, elle fut atteinte à l'œil droit, par un épi de blé, tandis qu'elle se baissait ; immédiatement après apparurent des symptômes inflammatoires.

Trois semaines après, elle vint à Paris.

On constate à l'œil droit une kérato-iritis avec complication du côté de la choroïde, adhérence de l'iris à la cornée et un staphylôme opaque conique.

A la fin de décembre, (1873) on pratique l'ablation partielle de la tumeur par le procédé de Critchett.

A la suite de cette opération, l'autre œil fut atteint de douleurs assez vives, sa vision s'affaiblit très-visiblement, et présenta bientôt tous les signes d'une ophthalmie sympathique au début.

En décembre 1874, on pratiqua l'énucléation.

Tous les symptômes s'amendèrent immédiatement et le malade guérit.

Examen de la vue: Hm. $\frac{1}{24}$ S, $= \frac{1}{4}$ Pr. $\frac{1}{15}$ ch. vis. lib.

Le 15 avril. on constate un peu d'inflammation du moignon qui cède après quelques cautérisations au sulfate de cuivre.

Obs. XVIII (*Gazette des hôp.* 1856. p. 258. Hôpital Saint-André de Bordeaux, M. Denucé). — Staphylôme opaque de la cornée. Ablation de l'œil. Une femme d'une quarantaine d'années environ, avait il y a 10 ans, reçu un coup sur l'œil ; de là une inflammation qui, combattue par les moyens ordinaires, semblait complètement guérie, lorsque quelques mois après la cornée commença à se déformer et la vision à se perdre. Quand la malade est entrée à l'hôpital, (nov. 1855), elle offrait un staphylôme opaque, irrégulier dans sa forme et dans sa coloration, d'un volume assez considérable, et qui fut jugé par M. Denucé, comme le résultat d'une maladie organique de l'œil, mais siégeant surtout sur les parties antérieures, exclusivement confinée dans le globe oculaire, et n'atteignant pas les parties profondes de l'orbite. L'ablation de l'œil fut décidée et pratiquée de la manière suivante. — Les deux paupières étant écartées et fixées, l'ouverture palpébrale fut agrandie par un coup de ciseau, donné à l'angle externe ; un fil fut alors passé à travers le staphylôme, de manière à permettre de saisir le globe oculaire et de le tirer dans telle direction qui serait nécessaire. Alors, avec des ciseaux courbes, le chirurgien divisa la conjonctive à la partie supérieure externe et interne, mit à nu les tendons des muscles droits supérieur, externe et interne, les coupa au ras du globe oculaire. Celui-ci étant abaissé, il fut facile de couper en arrière, et toujours au ras du globe, l'attache du grand oblique et du nerf optique. Enfin un dernier coup de ciseaux, prenant en dessous l'œil en grande partie détaché, permit de diviser les derniers liens qui le retenaient, à savoir la conjonctive à sa partie inférieure, le droit inférieur et le petit oblique.

Nota. En pratiquant ainsi l'opération, M. Denucé se proposait de ménager l'aponévrose de Tenon, qui, comme on le sait, formant à l'œil une sorte de hamac dans lequel il se trouve comme suspendu, constitue une sorte de cloison qui le sépare des autres parties contenues dans l'orbite, et, par de petits prolongements en forme de gaine fibreuse, adhère aux muscles de l'œil. De là, un double avantage : celui d'éviter la propagation de l'inflammation aux parties profondes de l'orbite, et de conserver dans le fond de la plaie, malgré l'extirpation de l'œil, une sorte de moignon obéissant encore, jusqu'à un certain point, aux mouvements des muscles oculaires.

L'événement a justifié ces prévisions. La guérison a eu lieu en quinze jours environ, sans phénomènes inflammatoires intenses, et le moignon obtenu a conservé, quoiqu'un peu bornés, tous les mouvements en rapport avec les différents muscles de l'œil.

M. Denucé a l'intention de compléter le traitement par l'application ultérieure d'un œil d'émail.

Obs. XVIIII. Staphylôme cornéo-iridien, datant de deux ans. Iridectomie. — (*Gaz. des hôp.* 1863, p. 28. M. Coursserand).

Un ouvrier mécanicien, âgé de 32 ans, atteint depuis trois semaines d'une ophthalmie granuleuse double (conjonctivo-tarsite végétante), vint réclamer mes soins.

Déjà la moitié de la cornée environ ayant été détruit en haut, l'iris formait en ce point une hernie considérable, laquelle, transformée plus tard en un staphylôme cornéo-iridien, laissa une saillie, cause d'une gêne et d'une difformité regrettables.

Plus de deux ans après l'invasion de la maladie, une excision de l'iris ayant été pratiquée en bas, dans le simple but d'ouvrir un passage au rayon lumineux, le staphylôme s'est presqu'entièrement réduit, sans qu'aucune compression capable de seconder ce résultat ait été employée consécutivement à l'opération.

Paris. — Typ. A. Parent, imprimeur de la Faculté de Médecine, rue M.-le-Prince, 31.